TRADUCTION
DU DISCOURS LATIN
PRONONCÉ

Par le Pere J. B. GEOFFROY, de la Compagnie de JESUS,

SUR LA CONVALESCENCE DE MONSEIGNEUR
LE DAUPHIN,
Le Mardy vingt-six Septembre 1752.

A PARIS,
CHEZ THIBOUST, IMPRIMEUR DU ROI,
Place de Cambray.

MDCCLII.

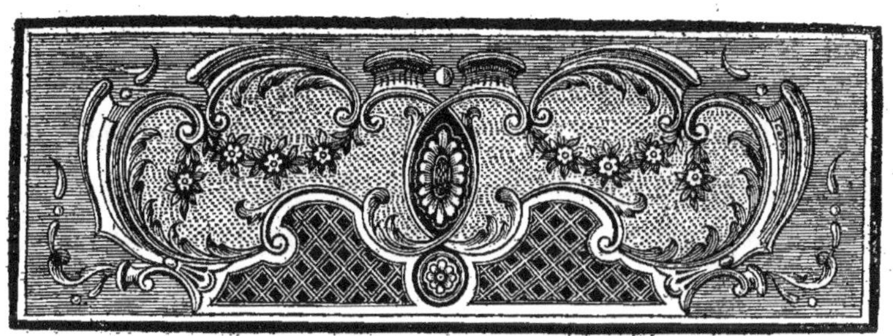

A MADAME LA DAUPHINE.

MADAME,

Ne dois-je pas craindre de renouveller Vos allarmes, en retraçant le danger, où Vous avez vû l'Auguste PRINCE, *à qui, pour le bonheur de la France le Ciel a uni Votre destinée. C'est aux soins généreux de Votre tendresse qu'il a dû ses plus précieux secours, & que nous sommes redevables de sa guérison. Vous avez montré jusqu'où peut aller l'Héroisme Conjugal; mais,* MADAME, *qu'il me soit permis de le dire, Vous augmentiez nos craintes par Votre attention même à les calmer; Vous dissimuliez Vos frayeurs, elles n'en étoient que plus vives; nous redoutions pour Vous-même la contagion que Vous braviez pour Votre Auguste Epoux. En composant, & en traduisant ce Discours, j'ai frémi plus d'une fois de Vos dangers, & des siens; j'en traçois le tableau, Vous en souteniez le spectacle; je tremblois en les racontant, Vous les partagiez, & ils ne Vous étonnoient pas! je n'osois Vous contempler où Vous osiez rester; & mes regards étoient moins assurés que Votre cœur. Fille d'un Grand Roi, Epouse du Premier Prince du Monde, digne de Votre Naissance & de Votre Alliance, goûtez la tendre satisfaction de voir se prolonger & s'embellir les jours d'un Epoux pour qui Vous avez exposé les Vôtres. Puisse le bonheur que sa guérison Vous promet égaler celui que nous attendons de Vous. Je suis avec un très-profond respect,*

MADAME,

Votre très-humble & très-obéissant Serviteur,
JEAN-BAPTISTE GEOFFROY,
de la Compagnie de JESUS.

TRADUCTION DU DISCOURS LATIN SUR LA CONVALESCENCE DE MONSEIGNEUR LE DAUPHIN.

UEL eſt mon bonheur, MESSIEURS? je célébrai, il y a huit ans, la Convaleſcence du ROI qu'une maladie violente avoit preſque conduit au tombeau; l'événement ſe renouvelle dans un Prince, ſon Fils & ſon image, né pour être après lui ſur le Trône, déja Pere comme lui; & au même mois, dans le même lieu, je ſuis, comme je le fus alors, le premier Interpréte de la joye publique. Quel ſujet plus digne de mon ambition, plus flateur pour mon zéle! Mes ſentimens m'ont rendu l'entrepriſe agréable, les vôtres me rendront l'exécution facile. C'eſt dans ces deux ſources, ce n'eſt que dans elles que je puiſerai ce qui doit intéreſſer votre attention: je ne parlerai qu'à vos cœurs, que d'après le mien: vous n'entendrez d'autre langage que celui de

la tendresse ; s'il est quelques fleurs dans mon Discours, l'amour les fera éclore ; & ces feux, que la joye allume de toutes parts, formeront seuls les traits de lumiere qui doivent en éclairer les parties différentes. Je vous représenterai vous-mêmes à vous-mêmes, MESSIEURS, d'abord frappés dans ce Prince chéri, pâles & languissans avec lui, percés du coup mortel qui l'offre mourant à vos yeux ; mais rappellés à la joye dans l'instant où il revient à la vie, guéris de vos craintes lorsqu'il l'est de ses maux ; & ne comptant votre salut que du moment où le sien est assuré.

Qu'il fut heureux pour nous & pour lui ce jour, où si digne de nos vœux & de nos regards, il vit les uns & les autres se réunir sur son Auguste Personne ! Son visage pâle, quoique ranimé, conservoit encore quelques traces légeres du mal dangereux qui nous avoit allarmés ; & il ne falloit pas moins que la joye qui éclatoit dans ses yeux, pour soutenir dans nous une espérance naissante contre des frayeurs déja profondes. Mais la sécurité étoit dans ses regards, la sérénité paroissoit sur son front, sa démarche ferme & assurée annonçoit le retour de ses forces, ses discours exprimoient le plaisir dont son cœur étoit pénétré ; & comme le soleil, dont il a l'éclat & la douceur, il sembloit s'être encore embelli sous le nuage. Quel objet pour notre Amour ! Nous l'avons vû au milieu des Citoyens se montrer Citoyen comme eux, se prêter à nos transports, recevoir nos hommages, y répondre avec bonté, sourire aux excès de la joye que sa présence faisoit naître, nous témoigner de la satisfaction, & par-là même redoubler la notre.

PRINCE AIMABLE, jamais spectacle plus flateur n'occupa les regards de la Jeunesse brillante, dont l'éducation honore cette Maison que vous daignez quelquefois appeller la

Votre, & que sa reconnoissance rend digne de ce nom : cette Jeunesse si précieuse à l'Etat par des Ayeux qui en ont fait la gloire, par des qualités qui en font l'espérance, ne put retenir ses transports à votre arrivée : animée par l'exemple des Maîtres qui l'instruisent, & encore plus par l'amour qui l'inspire comme eux, elle reçut les graces que vous répandites sur elle, & regarda comme la plus précieuse celle de vous voir. La joye que votre vûe a fait naître rend plus vive celle que votre guérison avoit excitée : les cris en rétentissent par-tout ; & c'est de l'assemblage de tant de voix que s'est formé ce Discours, qui n'a été suspendu que par quelques jours d'un délai rendu nécessaire * par le tems où nous sommes : c'est pour vous que j'occupe les momens du loisir que vous accordez aux Muses, & si j'interromps leur silence, c'est pour féliciter la Famille Royale, & la Nation Françoise sur l'événement le plus digne de la joye qu'elles font éclater.

L'une recouvre le digne Héritier du Trône, & se voit délivrée de la crainte du deüil affreux dont elle étoit menacée. L'autre conserve un Prince digne de tous ses vœux, & voit se renouveller l'espérance du bonheur précieux qui la flate.

Vos suffrages, MESSIEURS, me sont garantis, tant par le mérite du sujet que je traite, que par cette bonté qui vous est naturelle ; accoutumée à pardonner beaucoup, j'ai besoin qu'elle excuse tout aujourd'hui ; & c'est sur l'attente de cette indulgence que porte tout mon espoir.

* C'étoit le tems où les Pensionnaires sont en Vacances.

PREMIERE PARTIE.

IL n'eſt point de Familles qui n'aſpirent à la gloire de tranſmettre leur nom à la poſtérité, & chacune a ſa route pour y parvenir : les Familles des Rois en font leur objet principal ; elles y ont un droit particulier, & dans elles ce déſir eſt ſans bornes. Le Ciel leur accorde-t-il un Fils, qui propre à recevoir & à étendre leur luſtre, ſoit comme l'Héritier des âges précédens, & le garant des ſiécles à venir ? Quelle joye éclate auſſitôt ? on diroit qu'elles renaiſſent elles-mêmes, & toute la Tige ſemble refleurir dans le Rejetton qu'elle produit. Mais ſes jours ſont-ils menacés ? la déſolation eſt de toutes parts ; on diroit qu'elles touchent à leur ruine ; & dès que ce Soutien chancelle, toute la Maiſon eſt ébranlée. Cette crainte eſt d'autant plus vive, que celui qui en eſt l'objet eſt plus précieux.

De-là jugez, MESSIEURS, quelles mortelles allarmes ont dû porter l'horreur dans toute la Famille Royale, à la nouvelle du danger dont nous ſortons. Nouvelle rapide dans ſa marche ; la diſtance des termes, l'intervalle des lieux, la ſucceſſion des tems, rien ne la ſuſpend. Nouvelle affreuſe dans ſon récit : avec elle le deuil entre dans les villes, les campagnes rétentiſſent de ſoupirs, le Peuple dans le trouble & dans le déſeſpoir marque les progrès du danger qu'il apprend, par l'effrayante déſolation qui l'agite. Nouvelle accablante dans les impreſſions qu'elle produit ; un inſtant la rend toute entiere, chaque inſtant la multiplie, reçûe dans un endroit, répétée en même tems dans un autre, entendue par-tout à la fois, elle pénétre de ces Jardins délicieux * qui atteſtent la puiſſance de nos Rois dans ces vaſtes forêts qui ſervent à leurs délaſſemens ; & qu'y annonce-t-elle ? qu'un mal contagieux menace les jours du Prince ; que déja il en reſſent les atteintes ; que ſes premiers coups l'ont renverſé ; qu'il eſt étendu ſous leur violence ; que ſes forces ſont épuiſées ; que les reſſources manquent ; qu'on eſt preſque ſans eſpoir : & quel Prince, MESSIEURS ? Ce DAUPHIN, ſi cher, ſi digne de l'être, l'Eſpérance de la Nation, le ſecond Soutien du Trône, le premier Héritier d'une Famille la plus auguſte qui ſoit dans l'Univers, à qui elle a donné des Vainqueurs, des Arbitres, des Pacificateurs ; de cette Famille qui a vû tant de ſiécles s'écouler ſous ſes Loix, & ne doit avoir d'autre ambition que d'enchaîner à ſon Trône ceux qui doivent ſuivre ; de cette Famille qui ſupérieure aux honneurs humains, ne voit que dans Dieu l'image des droits qu'elle peut ſe promettre ; ne ſçauroit atteindre à l'éternité du premier Être, mais peut imiter dans le tems celle de ſa Gloire ; de cette Famille qui n'aſpire qu'à une fécondité glorieuſe qui la mette en état de donner des Rois aux Peuples, tandis qu'il y aura des Peuples ſoumis aux Rois.

Et quel eſt cet Héritier, MESSIEURS ? Un Prince qui aſſis aux pieds du Trône ſur lequel il eſt né, qu'il doit remplir un jour, reſpecte un Roi dans ſon Pere, chérit un Pere dans ſon Roi ; qui le plus ſoumis des ſujets, le plus tendre des Fils, ne veut que la gloire de recevoir les premiers ordres, borne ſon ambition à rendre les premiers hommages, ignore qu'il regnera, ne ſçait qu'obéir ; regarde le rang qui le donne en ſpectacle, comme un engagement qui l'oblige à ſervir d'exemple ; s'efforce de ſurpaſſer les autres autant par ſes Vertus que par ſa Naiſſance ; & croit qu'il ne ſera véritablement le plus grand des Princes, qu'au-

* De Verſailles à Compiegne, où le Roi étoit alors.

tant qu'il ſera le meilleur. Deſcendant de tant de Rois, Fils du Monarque qui regne, Pere d'un Prince né comme lui pour commander, pour ſoutenir ces Noms glorieux, il choiſit dans les plus vertueux de ſes Ancétres, les vertus qui peuvent le plus le diſtinguer lui-même; il cherche à réunir dans lui ſeul les qualités précieuſes qui brillerent dans chacun d'eux; & depuis le moment où il les a pris pour ſes modéles, il a ſi bien ſçu marcher avec les uns, & s'élever au-deſſus des autres, que lui-même à ſon tour propoſé pour modéle aux Princes, il mérite de les avoir tous pour Imitateurs, en ſe rendant ſupérieur à tous, ne céde à aucun la gloire de le ſurpaſſer, & ne laiſſe qu'à peine à quelques-uns celle de l'atteindre.

Et à quel âge devenoit-il le ſujet de nos regrets? dans l'âge même des agrémens, avec une force de courage déja connue à la Guerre, avec une maturité de raiſon déja propre au Conſeil, avec une ſupériorité de ſageſſe déja capable d'imprimer aux Reſſorts de l'Etat cette ame vive & agiſſante qui balance les événemens ou qui les décide; dans un âge, où il peut partager avec ſon Auguſte Pere, non les honneurs, mais les travaux de la Royauté; entrer avec lui dans le détail des Affaires, non comme Egal & pour les traiter, mais comme Eleve & pour les apprendre; connoître les Droits du Sceptre, non pour les briguer, mais pour les ſoutenir; être, non pas comme le Roi, l'Arbitre & le Maître de nos deſtinées, mais, après lui, notre Défenſeur & notre Eſpoir; offrir à la Couronne, non une tête ambitieuſe & téméraire, mais une main fidelle & ſecourable; aſpirer à l'honneur, non de la porter, mais de l'embellir; enfin, avoir la gloire, non de l'authorité qui commande les hommages, mais d'une ſoumiſſion noble qui les rend & ſoulage celui qui les reçoit.

Que de pertes, MESSIEURS, dans celle d'un Prince de

ce caractere? Et dans quelles circonſtances étions-nous menacés de ce malheur? La chûte d'une tête ſi précieuſe n'entraînoit pas la ruine de l'Etat; non, ſans doute; mais l'Etat agité par cette chûte, ne pouvoit-il pas en paroître moins heureuſement affermi? & ſans rien perdre des principes inébranlables qui établiſſent ſa ſûreté, que ne perdroit-il pas de ſon luſtre en perdant un Héritier digne de le tranſmettre à nos Deſcendans? Le Roi vivroit, c'eſt aſſez pour notre bonheur. Mais le ſien ſeroit alteré par le ſentiment de ſa perte; privé d'une partie de lui-même, il ſeroit, dans ſa douleur, moins ſenſible aux charmes de la vie, & nous rendroit heureux ſans l'être. Nous trouverions dans * le Fils les traits du Pere; mais il ne fait que de naître. Il ſera un jour l'Arbitre de notre ſort, mais il n'eſt pas même inſtruit du ſien : Gage précieux d'un Hymen encore recent, il peut repréſenter ſon Pere à nos yeux; mais s'il devoit le remplacer, ces traits de reſſemblance, qui ſont ajourd'hui notre plaiſir, ajoûteroient alors à notre douleur. Non; Dieu, juſqu'ici Protecteur de cet Empire, ne ceſſera pas de l'être : mais s'il nous deſtinoit à d'autres revers; quel ſoutien pour nous, qu'un Enfant dont il faut ſoutenir la foibleſſe! Quelles Loix pourroit-il donner, dans un âge où il ne peut pas même en recevoir! Incapable d'obéir, ſeroit-il capable de commander? Un ſi tendre Héritier pourroit-il dédommager ſon Auguſte Famille de la perte d'un Prince déja ſi grand! Quoi donc, en ſerions-nous venus à ce point de malheur, que le premier Trône du Monde, après le Monarque qui l'occupe, n'eût pour ſon premier appui, qu'un foible Berceau? Que les langes qui l'enveloppent, fuſſent le ſeul lien de nos eſpérances? & que cette Famille, ſi féconde en Héros,

* Monſeigneur le Duc de Bourgogne.

n'eût pour garant d'une gloire de tant de ſiécles, qu'un Enfant de quelques mois ?

Dieu, ſuprême Arbitre des Rois & des Royaumes, n'aurions-nous revû, dans votre faveur, l'âge des Triomphes de LOUIS LE GRAND, que pour éprouver, dans votre colere, les malheurs de ſa vieilleſſe ! Pere, Ayeul, Biſayeul, il ſe voyoit environné de Princes ſes Enfans, ſes Petits-Fils, ſes Deſcendans; une année engloutit à ſes yeux l'eſpoir de pluſieurs ſiécles. Les Trônes Etrangers étoient occupés par des Rois qu'il y avoit placés; le ſien étoit iſolé au milieu des ruines de ſon Auguſte Famille; il ſe voyoit prêt à le quitter, & de tant de Princes qui pouvoient le remplir tour-à-tour, aucun ne lui reſtoit. Temps malheureux ! ils ſont écrits dans nos Hiſtoires, mais plus profondément gravés dans nos cœurs ! où le Pere, & la Mere, & le Fils, avec eux notre gloire & notre bonheur, preſque ſans intervalle, dans le même tombeau !... Jours déplorables, effacés par nos larmes, perdez-vous à jamais dans la profondeur des ſiécles... Que dis-je ? Le Ciel les racheta par un préſent ſeul capable de réparer tous nos malheurs. C'eſt à la chûte de tant de Princes moiſſonnés autour du Trône, que nous devons le Monarque qui le remplit; mais plus l'avantage qui a ſuivi tant de pertes eſt précieux pour nous, plus nous avons dû craindre avec lui à la vûe de la perte dont il étoit menacé avec nous, ſans un eſpoir auſſi ſûr de la voir ainſi réparée.

Au ſentiment de la crainte que nous inſpiroit le danger d'un Prince ſi juſtement chéri, ſe joignoit le ſouvenir de la mort encore recente qui a porté le deüil dans la Famille Royale. Auprès du Trône paroiſſoit encore le funeſte Cyprès qui s'étoit élevé entre le Laurier & l'Olivier dont la Victoire & la Paix l'ont couronné. Une Fleur précieuſe qui déja ſe montroit avec

avec tant de gloire, avoit ſuccombé ſous ſes atteintes mortelles. Pere tendre, Mere déſolée, vos yeux étoient encore ouverts aux larmes, & la playe ſaignoit encore dans votre cœur. Auguſtes Princeſſes, vous pleuriez une Sœur chérie, enlevée d'entre vos bras; & vous gémiſſiez ſur le vuide qu'une ſéparation cruelle mettoit dans cette ſociété tendre, dans cette union reſpectable, qui mériteroit des éloges dans une famille particuliere, mais qui dans une Famille Royale eſt au-deſſus de tout éloge, & peut ſe compter parmi les prodiges de ce Regne. Sur cette douleur conçuë pour la perte d'une Fleur brillante, mais qui, après tout, n'étoit qu'un ornement pour la Tige; meſurez celle qu'auroit excitée la perte d'un Rejetton ſi précieux, non-ſeulement par lui-même, mais par les Fruits qu'il a déja donnés, & de qui la deſtinée aſſure pour toujours celle de la Tige elle-même!

Les qualités dont il eſt orné rendoient notre crainte légitime, mais elle devenoit encore plus vive par la nature du mal dont il étoit frappé; de ce mal contagieux, qui ne ſe fait jamais voir ſans frayeur, ne ſe laiſſe jamais ignorer ſans péril, dont l'ardente activité deſſéche dans le corps les principes de la vie, dont le poiſon brûlant infecte le ſang dans les veines, qui inſpire l'horreur dès qu'il s'offre à la vûe, & ne lui échappe que pour aſſurer ſes coups; qui, effrayant quand il ſe montre, redoutable quand il ſe cache, perfide lors même qu'il épargne, eſt d'autant plus dangereux qu'il maſque le danger, & n'eſt jamais plus ſurement mortel que quand on le ſoupçonne moins de l'être.

Quelle Maladie, MESSIEURS, & comment l'apprendre à la Famille Royale? C'eſt pendant l'horreur de la nuit la plus ſombre, que retentit cette nouvelle encore plus lugubre. Grand Roi, quels furent vos premiers ſentimens, ou plutôt, quel trouble les confondit tous à ce récit funeſte. Le Prince ne faiſoit que de vous quitter, & l'on vous annonce que le Jour de votre ſéparation eſt peut-être le dernier de ſa vie. Inſtruit, ſaiſi, frappé tout à la fois, vous reſſentez toute la violence du mal qu'on vous apprend : ç'en eſt fait ; le danger du Fils eſt un coup mortel pour le Pere. L'étonnement vous fixe ; non, vous êtes abbatu par l'inquiétude, elle eſt ſur votre viſage, elle eſt dans votre eſprit ; tout l'exprime, rien ne l'appaiſe. La pâleur couvre votre front ; c'eſt peu ; l'horreur la plus vive agite tous vos ſens, l'amour ajoute à la douleur, l'une & l'autre vous enleve à vous-même. Quelle frayeur vous tranſporte ; je me trompe ; elle eſt dans ceux qui vous voyent : le Pere tremble pour le Fils, & tout tremble pour le Pere. Le danger n'eſt que raconté, il ſe réaliſe à vos yeux ; on vous le dit, & vous le voyez ; on vous apprend que ce Fils chéri eſt frappé, vous vous le repréſentez étendu ſous la violence du coup ; on ne vous dit encore qu'un mal ſoupçonné, vous en prévenez les progrès ; on n'annonce encore qu'un commencement de maladie, & vous vous le peignez aux priſes avec le Trépas, diſputant à la Mort ſon dernier ſoupir. L'ombre légere qui couvre ſes yeux, forme un nuage autour des vôtres, & remplit votre eſprit de lugubres ténébres ; le plus foible ſoupir qui échape à ſon cœur défaillant, paſſe dans le vôtre & l'ébranle ; votre eſprit ſans ceſſe attaché à cette image funebre, ne peut ni la ſouffrir ni s'en diſtraire ; tantôt la douleur éclatte avec une violence qu'irrite encore un amour allarmé, & toujours prêt à accroître ſa douleur de tout ce qui manque à ſon eſpérance ? Tantôt vous craignez que la triſteſſe de la Nature ne répande des ombres ſur l'éclat de la Majeſté, ou que les inquiétudes paternelles ne mettent le comble aux douleurs d'une Mere déſolée ; & ce que le Roi, ce que l'Epoux diſſimulent par des bienséances de rang, & par des égards de tendresse, augmente dans vous le chagrin & le supplice du Pere.

Je m'arrête à vous contempler; & déja la hauteur des Montagnes a été franchie, les sombres détours des Forêts ont été traversés; rien ne retarde l'amour paternel : les termes se sont-ils rapprochés? c'est presque la même Aurore qui éclaire votre départ d'une Ville, & votre arrivée dans l'autre! Quel Voyage, & qu'il est différent de celui que vous fîtes l'année derniere! Alors on vous annonçoit la Naissance d'un Petit-Fils, digne objet de votre tendresse! Aujourd'hui l'on vous apprend l'extrême danger d'un Fils, désormais éternel sujet de vos douleurs! Vous volâtes aux premiers cris d'un Enfant qui vous rendoit Ayeul! Ici vous venez aux soupirs d'un Prince dont la perte vous enleveroit ce que le nom de Pere a de plus doux! Sur votre passage, tout retentissoit de cris de joye; on n'entend ici que de lugubres soupirs : vous voyiez sur tous les visages la sérénité répandue par les premiers rayons de cet Astre naissant; aujourd'hui tous les visages sont obscurcis par les ombres d'un Astre prêt à s'éclipser pour toujours : vous alliez charger de fleurs un berceau dépositaire de vos plus douces espérances; vous venez, auprès d'un lit funébre, ployer la tête sous les Cyprès dont il est environné : alors la Joye & l'Amour hâtoient vos pas, & vous vous pressiez d'arriver pour un évenement dont vous regrettiez de n'être pas le premier témoin; ici le même amour presse votre marche & la retarde; vous redoutez à la fois d'arriver trop tard, & de voir trop tôt votre malheur. Approchez; contemplez ce Fils cheri; quelque alterés que soient ses traits, vous le reconnoissez; mais il a peine à vous reconnoître. Ah! dans ce moment, vous ne vous connoissez plus vous-même.

Cieux! de quelle frayeur je suis encore saisi, au seul aspect de l'état où vous vous offrez à mes regards! Je vous vois entre le Pere qui est prêt de quitter la vie, & le Fils qui ne fait encore que commencer à vivre; vos tristes regards se partagent entre ces deux objets; vos yeux baignés de larmes à la vûe de l'un, se fixent sur l'autre avec tendresse; l'Ayeul & le Pere sont opposés, & souffrent également dans vous; des deux côtés est votre espérance; ici commencée, mais incertaine; là déja remplie, mais fugitive; enveloppée dans l'un des langes de l'Enfance, presque perduë avec l'autre dans les ombres de la Mort : ici un Berceau, là un Tombeau : quels objets! Placé entre tous les deux, tantôt c'est l'Enfant qui vous attire, tantôt c'est son Pere qui vous fixe : celui-là vous attendrit, celui-ci vous désole; & si vous vous voyez reproduit dans le Prince qui vient de naître, vous vous sentez défaillant dans celui qui est prêt d'expirer.

Roi! Pere! heureux jusqu'ici, malheureux aujourd'hui sous ces deux noms! Qu'ai-je dit? La Majesté est flétrie, & dans l'abbattement où vous êtes, j'ai peine à reconnoître un Roi! La Nature est consternée, & vos gémissemens sont d'un Pere qui cesse de l'être. Nature! Majesté! l'une & l'autre fremit du danger, & vos craintes elles-mêmes le préviennent, l'égalent, & le multiplient.

Consolez-vous; il vivra ce Prince si digne de votre amour! le Ciel vous le donna dans sa faveur; il n'a paru le redemander que pour éprouver votre soumission; sa bonté le rend à votre tendresse; il vivra, & le meilleur des Fils fera encore la gloire du meilleur des Peres. Il vivra! Que dis-je? Je l'annonce, & nous le possédons; il vit; il partage avec nous la joye qui renaît avec lui.

Il est vivant! Mere tendre, Reine vertueuse, le Ciel est appaisé; essuyez les larmes qui ont mérité d'éteindre son couroux. Au récit du danger de votre Fils, à la vûe des inquiétudes du Roi, vous avez versé des pleurs sur l'un, la Nature les faisoit couler; vous cessiez d'être la plus heureuse des Meres. Vous avez soupiré avec l'autre; la Tendresse causoit vos douleurs, vous partagiez celles de l'Epoux le plus cheri. Vous avez prié pour tous les deux; la Religion dictoit vos prieres, elles étoient dignes de la plus vertueuse des Reines. Le Ciel rend à votre vertu un prix digne de votre tendresse: Ces larmes victorieuses que l'Amour maternel a fait couler, la Piété les a répanduës aux pieds des Autels; la Religion les a recueillies; unies au sang de la Victime adorable, elles ont rendu au Lys précieux, dont nous pleurions déja la perte, les forces que la langueur avoit épuisées, l'éclat que la défaillance avoit obscurci, l'ame & la vie que la violence de l'orage lui avoit déja presque enlevées : ce Prince si digne de notre amour, nous l'avons dû à votre fécondité; nous le devons encore à vos prieres, deux fois vous nous l'avez donné; ce second bienfait est un nouveau droit sur notre reconnoissance.

Mais que vois-je? Est-ce vous, ô Princesse, à qui une tendresse intrépide pour votre Epoux, assure éternellement celle des François! Oüi, c'est vous qui ne craignez pas de vous exposer, avec lui & pour lui, à toutes les horreurs d'un danger, dont le seul soupçon porte l'effroi dans nos cœurs! La délicatesse de l'âge, la foiblesse du Sexe, la contagion de la maladie, rien ne vous arrête. La premiere vûe de ce mal affreux, abbat les courages les plus éprouvés; le votre en soutient le spectacle, la présence, j'ai pensé dire, l'usage & l'habitude effrayante. Oüi, MESSIEURS, elle y reste; ses regards sont fixés sur son Epoux expirant; le trait mortel est dans son cœur, & rien de ce que son cœur souffre n'est sur son visage. Elle dissimule la douleur qui l'accable, elle affecte une sécurité qu'elle ignore, elle donne au Prince le secours dont elle-même a besoin. Tendre Epoux, vous la voyez, le jour sans calme & sans loisir, la nuit sans repos & sans sommeil, à chaque instant du jour, à chaque instant de la nuit, suivre les progrès du danger, en réunir tout le sentiment dans elle, en prévenir tous les effets dans vous. Elle-même prépare les alimens ordonnés; elle-même les présente; elle serre dans ses mains vos mains affoiblies, elle applique ses lévres sur vos lévres mourantes, le poison qui les couvre n'effraye point la noble audace de sa tendresse. Elle ne craint point que, dans ses embrassemens réiterés, le souffle de la mort exhalé de votre sein ne pénétre dans son cœur. O Amour! ô Tendresse! ce sont là vos efforts. Le Roi attendri; la Reine consternée; toute la Cour effrayée, tâchent de l'éloigner: plus on s'allarme, moins elle craint. *Laissez-moi*, s'écrie-t'elle, *partager ses perils. Mes jours ne sont rien; on peut trouver une autre* DAUPHINE, *il n'est dans le Monde qu'un* DAUPHIN. Quelle parole, MESSIEURS! Que de voix doivent se réunir pour la faire entendre à l'Univers? Epouses, que ce soit votre leçon; Meres, qu'elle soit pour vous un Oracle; ne la laissez ignorer ni à celles que l'Hymen doit unir, ni aux enfans qui en seront le fruit; l'exemple de la premiere Princesse du Monde, vous fait voir ce que doit l'Amour conjugal, ce qu'il ose entreprendre, ce qu'il peut exécuter. Apprenez-le tous à l'envi, répetez-le tous de concert; &, s'il est possible, égalez le courage qui vous instruit. Cependant, oserois-je le dire, Princesse généreuse; ce Discours est moins le langage de la Vérité, que celui de la Tendresse. Nous sçavions qu'il n'est dans le monde qu'un DAUPHIN tel que lui; mais nous sçavons à présent, qu'il n'est aussi qu'une DAUPHINE telle que vous. Ne parlez plus contre vous-même; nous vous admirons trop pour vous croire ; & le mépris que vous faites ici de votre vie, la rend plus précieuse à nos yeux.

Pour vous, MESSIEURS, pardonnez, si encore plein des images funébres qui nous ont attristés, je me suis arrêté long-temps à la peinture d'un péril, dont le spectacle a pu réveiller vos craintes. Vous avez vu du moins par la désolation où le danger de l'Héritier du Trône avoit mis la Famille Royale, combien doit lui être précieuse la Convalescence dont je l'ai félicitée. Nous avons eu trop de part à sa douleur pour ne pas partager sa joye ; cette joye me ranime dans ce moment, & après avoir montré de quel deuil est délivrée la Famille Royale par la guérison du Prince qui est rendu à ses vœux, je vais vous exposer combien les nôtres doivent être remplis par cet événement qui assure notre bonheur. Votre bonté, MESSIEURS, m'a soutenu dans le détail des objets les plus tristes ; je n'en ai plus que d'agréables à vous présenter, puissent-ils vous rendre aussi favorables pour moi, qu'ils sont eux-mêmes intéressans pour vous.

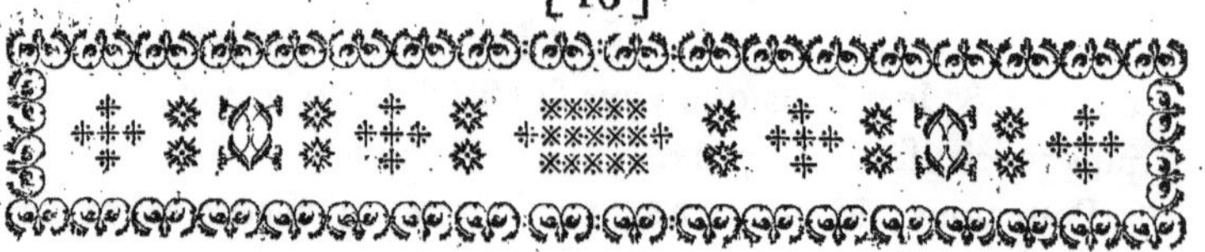

SECONDE PARTIE.

QUAND Dieu veut favoriser un Empire, il y fait naître des Princes formés selon son cœur, & dont les qualités puissent rendre heureux des Peuples qu'il a rendus lui-même dignes de l'être. Mais ce même Dieu veut-il concilier plus d'estime à ses dons, il mêle l'inquiétude à l'espérance; met ces têtes précieuses dans un danger dont le sentiment fait mieux connoître leur prix, & il renouvelle le plaisir de les posséder, par la crainte de les perdre. François, vous cessez de craindre, livrez-vous à la douceur de posséder, il est enfin permis de vous féliciter sur la conservation d'un Prince, dont vous êtes dignes, qui est digne de vous.

Prince déja connu dans la Guerre; quoi de plus flatteur pour un Peuple guerrier!

Prince pénétré d'amour pour la Religion; quoi de plus touchant pour le Peuple le plus Chrétien!

Prince qui cultive les Arts; quel avantage pour un Peuple qui les aime!

Prince plein d'humanité; quel bonheur pour le plus humain des Peuples!

Je dis un Prince connu dans la Guerre. Il n'a pas commandé, son âge ne le permettoit pas; mais il a porté les armes. Tout Prince qu'il étoit, il a servi, avec une fermeté d'ame supérieure à son âge. Les anciens Chefs, chargés de lui apprendre cette sagesse militaire qui prépare les succès, admiroient dans lui cette confiance intrépide qui assure la victoire; & l'essai du jeune

jeune Guerrier offroit à leurs yeux tous les traits qui préparent le Héros & le commencent. Vous vous rappellez, MESSIEURS, ces Campagnes glorieuſes, où nous comptions nos mois par des ſiéges, les ſiéges des Villes par des combats, & tous nos combats par des triomphes. Quelle part y eut le Prince dont je parle ? Sa deſtinée venoit d'être unie à celle d'une auguſte Epouſe : Mais le vit-on alors couronné des myrthes de l'Hymen, reſter à leur ombre dans les charmes d'un repos ſtérile ; tandis qu'avide de dangers, le Roi ſon Pere, ſe couronnoit des lauriers de la Victoire ? Unique Héritier du Sceptre, chercha-t-il à ménager des jours précieux au Peuple, tandis que pour ce même Peuple, un Monarque intrépide expoſoit les ſiens ? Nouvel Alexandre, verſa-t-il des larmes arrachées par la jalouſie ſur les palmes cueillies par la valeur d'un nouveau Philippe ? Non, non, MESSIEURS, on ne vit point les défauts du Prince Macédonien dans un Fils, qui ne voyoit dans ſon Pere que les vertus du Roi de Macédoine : aux premiers bruits de la Guerre, il brigua l'honneur de le ſuivre, non en Rival & pour partager ſa gloire, mais en Diſciple & pour apprendre à la mériter : il ne ſe plaignoit point des progrès de ſa valeur, il ne cherchoit qu'à en ſeconder les efforts : ſon ambition n'étoit pas d'enlever à ſon Pere une partie de la Victoire, mais d'en applanir les obſtacles ; il vouloit en partager les riſques, pour les diminuer au Vainqueur.

Les cris des Soldats qui vont braver la mort, ſe mêlent au bruit des foudres d'airain qui la répandent de toutes parts ; quels ſons pour des oreilles accoutumées aux charmes des concerts les plus doux ! Il n'en eſt point troublé : on voit de tous côtés des glaives dégoutans de ſang, ne ſortir d'une bleſſure que pour en faire une autre. Quel objet pour des yeux amuſés juſqu'alors par les ſpectacles les plus flatteurs ! Il n'en eſt point étonné.

Les Armées se mêlent, les dangers croissent, le carnage se multiplie; quel sujet de frayeur pour un cœur pénétré des sentimens les plus humains! Il n'en est point intimidé. Le fer étincelle, le souffre s'enflamme, la Mort vole de toute part, elle tonne dans les airs, elle éclatte dans la mêlée, elle est dans tous les rangs, portée par cent mille bras, suspenduë sur autant de têtes, autour du Soldat qui la voit sans la craindre, la reçoit sans la sentir, combat même en expirant, & qui, en perdant la vie, cherche encore la Victoire. Quel assemblage d'horreurs? Jusqu'au Prince, jusqu'à son Auguste Pere, sous leurs yeux, presque à leurs pieds roulent des boulets encore enflammés; on s'écrie, on s'allarme; tout tremble à cette vûe : le Pere craint, mais pour son Fils, qui lui-même ne craint que pour son Pere. Son cœur cependant, son cœur généreux ne peut être insensible à la vûe de tant de victimes expirantes; mais si la compassion ne se peignoit dans ses regards, on ne reconnoîtroit aucun trait de l'homme dans un jeune Guerrier, qui ne pense qu'à réünir les traits du Héros, s'en occupe tout entier, & les représente tous dans lui seul. Falloit-il plus, MESSIEURS, que cet essai de l'Héroisme? Ses prieres ne lui avoient obtenu qu'avec peine la permission de porter les Armes; des ordres absolus le retinrent à la Cour pendant les Campagnes suivantes; & le Roi crut devoir à soi-même & à l'Etat, d'employer toute son authorité pour l'éloigner des Combats, où toute son authorité ne pourroit qu'avec peine moderer l'ardeur de son courage.

J'ai dit un Prince pénétré d'amour pour la Religion : quel titre pour être les délices des François, c'est-à-dire, du Peuple le plus Chrétien, comme ses Monarques sont * les plus Chrétiens des Rois. La Religion est d'un mérite précieux, même

* *Les Rois Très-Chrétiens.*

dans les conditions obscures, où la pratique en est plus aisée; elle est digne des plus grands éloges dans les rangs élevés, parce qu'elle y coute plus d'efforts; par cette raison elle est au-dessus de notre admiration dans cette sphére supérieure, où les hommes, nés pour commander au Peuple, croiroient s'avilir s'ils obéissoient avec lui, veulent qu'on révere leurs droits, & ne connoissent de devoirs que ceux que l'on remplit à leur égard. Pour le Prince qui nous est rendu, la Religion fait la principale partie de sa vie & de sa gloire; il est né dans son sein, elle l'a soutenu dans les foiblesses du premier âge, c'est elle qui a formé son enfance, son adolescence a été instruite par elle, & il lui conserve sur sa jeunesse tout l'empire qu'elle a eu sur ses premiers jours; nourrice tendre, maîtresse attentive, compagne fidelle, guide cherie, elle l'a vû marquer les progrès de son âge par des devoirs dignes d'elle, elle a orné ses âges différents par les vertus les plus dignes d'un Prince : & quelles sont ces vertus, MESSIEURS? Aux pieds des Autels, cette piété fervente qui y mérita une place à Saint Loüis; auprès du Trône, cette sagesse mesurée qui affermit Charles cinq sur le Trône : dans le détail de sa vie, cette douceur bienfaisante qui fit appeller Louis douze le Pere du Peuple; cette candeur & cette innocence des mœurs, qui retraçera dans lui le Duc de Bourgogne son Ayeul, au Duc de Bourgogne son Fils.

C'est vous que je prends à témoins, vous que les emplois attachent au Trône, vous que la naissance a placés dans les honneurs de la Cour, vous que la curiosité y conduit; oseriez-vous, d'autres oseroient-ils manquer à la décence dans les discours qu'il entend, s'éloigner des bienseances dans les actions qu'il voit, transgresser quelques loix à la vûe d'un Maître qui les remplit toutes, ou attaquer une vertu sous les yeux du modele même de toutes les vertus. On dit quelquefois que le ſervice des Princes éloigne de celui de Dieu, ici le Service de Dieu eſt inſéparable de celui du Prince ; ſon premier ordre eſt d'exécuter ceux du Ciel dans toute leur étenduë, & il n'eſt jaloux d'être obéi que ſur ce point.

C'eſt vous que j'atteſte, Jeuneſſe brillante, née pour les plus grands honneurs, & ſûre d'y parvenir, ſi la licence & la légereté, n'étoient les défauts de votre rang, celui de votre âge, & l'écueil de vos eſpérances; jamais l'avez-vous vû ſortir de la route qu'il devoit ſuivre, faire un faux pas & chanceler, dans une région, dans une condition, à un âge, où il eſt ſi ordinaire de s'égarer, ſi facile de tomber, où revenir eſt une entrepriſe, & ſe relever un prodige.

Prélats illuſtres, c'eſt à vous ſur-tout que j'en appelle; combien de fois charmés de ſes diſcours, avez-vous admiré dans un Prince élevé au milieu des délices de la Cour, une ferveur de piété qui honoreroit un homme conſacré au ſervice des Autels! Une Foi, éclairée où il eſt permis de ſçavoir, ſoumiſe où il eſt ordonné de croire, qui fait gloire d'ignorer ce qu'il eſt dangereux d'approfondir ; une ſainteté de conduite, qui ſeroit un aiguillon pour vous-mêmes, ſi l'exemple étoit néceſſaire à ceux qui par état le donnent aux Peuples.

J'ai dit un Prince Amateur des Arts, & qui les cultive. Que les Princes qui ſont nés comme lui pour le Sceptre, mettent leur gloire à en recevoir leur principal éclat; qu'ils s'accoutument aux vœux des Peuples, en attendant qu'ils leur donnent des Loix; qu'environnés de Courtiſans empreſſés à leur obéir, ils ne plient eux-mêmes ſous la Loi qu'avec un air d'empire qui annonce des Souverains dans des ſujets : il eſt une ambition plus digne d'un Prince né pour gouverner les François, c'eſt de plaire à ſa Nation par la culture des Arts qui la rendent floriſſante & ſupérieure aux autres Peuples :

j'entends cette Elégance & cette Aménité de Littérature, qui fit tant d'honneur aux Athéniens d'abord, ensuite aux Romains, tandis que les ornemens naturels à ces Arts ne furent point altérés par une parure étrangere : Elégance, Aménité ! elles ne sont venues en France que par la succession des tems, plus d'un siécle les y a maintenues ; aujourd'hui plus brillantes que solides, elles ont acquis des agrémens recherchés, mais n'est-ce pas au préjudice des beautés véritables ? la lime embellit la surface, mais elle prend sur le fonds ; & trop d'attention à les polir, les a insensiblement exténuées.

Jaloux de posséder les Arts dans leur bonté naturelle, & sans l'affectation qui leur est étrangere, MONSEIGNEUR LE DAUPHIN est remonté jusqu'à leur berceau ; & laissant les canaux qui les transmettent, il a puisé dans les sources où ils sont nés : il ne se borne point, en Lecteur frivole, à connoître les Génies de Rome & de la Grece par les Ecrivains de France qui ont traduit leurs Ouvrages ; mais, Estimateur judicieux, il n'apprécie les Traducteurs François que d'après les Génies Grecs & Romains ; & c'est sur les modéles connus qu'il juge les imitateurs. De-là cette sûreté & cette précision d'un goût, qui n'est point difficile par dédain, mais qui est réservé dans son choix ; dont la critique n'a rien d'austère, mais dont le sentiment est délicat ; qui ne rejette point avec mépris, mais qui n'adopte point au hazard ; qui étudie le prix des choses sur lesquelles il doit décider, & par-là donne du prix à sa décision ; qui loüe toujours bien, parce qu'il ne loüe que ce qui est bon ; & dont le suffrage s'accrédite encore par la sage lenteur avec laquelle il le donne. Imitateur de Scipion, il sçait remplir le vuide de son loisir glorieux par des études élégantes ; si, à l'exemple de Cesar, il vouloit prêter à la plume une main déja faite à manier l'épée, l'admiration partagée entre les qualités du Prince

& le talent de l'Ecrivain, ne sçauroit peut-être lequel des deux couronner le premier; & les couronneroit tous les deux. Mérite flatteur sans doute pour un Prince éclairé, agréable aux yeux d'un Peuple poli; mais nous demandons qu'une autre qualité digne de lui, le rende digne du Peuple le plus humain.

C'est cette humanité elle-même, ennemie du faste, portée à la compassion, qui aime à se prêter quand elle le peut; qui sçait se plier avec decence; est aux yeux du Peuple la qualité du Prince, &, si j'ose le dire, fait du Prince l'homme du Peuple. Est-elle la vertu de celui qui nous est rendu ? Vous en êtes témoins, MESSIEURS, soyez-en les juges.

Le rang, les sentimens; c'est ce qu'il a du Prince : en voilà les traits : en a-t-il les défauts ? parlez; vous que la Naissance ou les Emplois attachent à sa Personne, vous qui lui êtes soumis, qui serez un jour ses sujets : loin de plier vos volontés sous les loix de la sienne, est-il une volonté dans vous à laquelle la sienne n'aime à se prêter ? Les devoirs qu'il pourroit exiger de vous en Maître, vous le voyez les partager en égal avec vous; demander avec réserve, rendre avec usure, accorder avec profusion, ne donner des ordres que dans la nécessité, les donner avec une sorte de respect qui semble oublier que l'on commande, & fasse ignorer que l'on obéit; vous le dites souvent, tel est son caractere. Si l'on cherchoit parmi vous celui qui est né pour donner la Loi, on le connoîtroit dans celui qui semble la recevoir avec plus de complaisance.

Bonté tendre & compatissante : Soldats, vous le vîtes à Fontenoy fixer pendant le Combat votre admiration par une sécurité plus qu'humaine, après le Combat sa compassion héroïque épuisa tous vos sentimens : ô Titus, vous versâtes autrefois des pleurs; le DAUPHIN en répand comme vous. L'aspect de Jérusalem en cendres attendrit votre cœur généreux, le sien est pénétré à la vûe des Ennemis étendus sur le Champ de Bataille : l'action est la même, elle est digne de tous les deux. Mais, sans prétendre affoiblir le mérite de ces larmes glorieuses que le suffrage des siécles a consacrées, qu'il me soit permis d'observer dans les deux Héros le motif qui les fit répandre. Cette Ville, proscrite par le Ciel & par la Terre, perdoit des richesses propres à embellir votre Triomphe ; & vous voyez enlevé à votre gloire tout ce que votre clémence ne pouvoit conserver à cette Ville malheureuse. Rome vanta le prix de ces larmes héroïques, mais la Postérité, en les honorant de ses éloges, a pu douter si l'ambition du Triomphateur frustré n'y eut pas autant de part, que l'humanité du Vainqueur attendri. Le DAUPHIN n'aspiroit à aucun Triomphe ; la source de ses pleurs n'étoit point équivoque, la gloire n'en est point douteuse. Oserois-je le dire ? ces larmes n'honoroient pas moins le Fils que la Victoire honoroit le Pere : celui-ci, les armes à la main, représentoit Dieu armé de sa foudre, & punissant les hommes coupables ; celui-là baigné de pleurs représentoit Dieu touché de compassion à la vûe des hommes malheureux. L'un s'élevoit au comble de l'Héroisme, l'autre se livroit aux sentimens de l'humanité. Dans le Combat le Pere paroissoit plus qu'un homme, on ne voyoit qu'un homme dans le Fils après le Combat. Tendresse héroïque ! elle toucha le cœur du Roi le plus humain, comme le plus grand : plus d'une fois il en avoit donné l'exemple ; il l'honora de ses éloges ; il soupira lui-même. Quel spectacle, MESSIEURS ! entre l'un & l'autre, émulation de valeur dans la poursuite de la Victoire ; au sein de la Victoire Combat d'humanité ; tous deux avoient recueilli les Lauriers, & tous deux les arroserent de leurs larmes.

Un cœur si prompt à s'attendrir pour des Etrangers, sur des Ennemis, François, avec quelle effusion de tendresse ne s'intéreſſe-t-il pas à ceux d'entre vous qui ont beſoin de ſes ſecours; parlez, Pauvres & Illuſtres Familles; ou plutôt rapellez-vous dans le ſilence qu'il vous a commandé, ces bienfaits auſſi ſecrets que l'étoient vos malheurs; l'indigence la plus timide le paroiſſoit moins que ſa générosité; il donnoit avec une eſpéce de confuſion qui épargnoit celle de recevoir.

La Cour eſt, comme le Ciel, une Region ſouvent couverte de nuages; ils ont leurs feux, leurs ténébres, leurs tempêtes. Parlez; vous qui avez l'honneur d'approcher du DAUPHIN, jamais vîtes-vous cet Aſtre précieux enveloppé d'autres ténébres, menacé d'une autre éclipſe, préſager un autre danger, que celui où nous avons tremblé pour lui. Quelle pure & douce lumiere l'environne : elle n'éblouit point les yeux, elle les flatte & les enhardit; ſes feux n'ont rien de dangereux, ils plaiſent & ſont d'un heureux préſage; l'air n'en eſt point enflammé, il n'en eſt qu'épuré, qu'embelli : la félicité ſe répand dans tous les lieux que ſes regards éclairent : & il n'eſt point d'eſpérance que leur fécondité bienfaiſante ne rempliſſe.

La Majeſté entretient autour des Princes un éclat brillant, mais redoutable, qui inſpire un reſpect mêlé de frayeur; & rend leur accès difficile pour ceux à qui leurs ſentimens le rendroient agréable, ou leurs beſoins néceſſaire. Mais, ce n'eſt plus vous, heureux Habitans de la Cour, c'eſt vous que j'en atteſte, ſimple Peuple de nos Villes, ſauvages Habitans des Forêts, hommes groſſiers, vous * pauvres Bergers de cette Montagne honorée de ſon ſéjour; avec quelle bonté, prodigue de lui-même pour des cœurs dont il eſt aimé, il s'eſt fait voir, il s'eſt fait entendre à vous ! combien de fois il s'eſt préſenté à vos regards, de lui-même, ſeul, ſans cortége! que dis-je? avec

* Meudon où Monſeigneur le Dauphin a paſſé les jours qui ont ſuivi ſa Maladie, juſqu'à ſa Guériſon entiere.

le

le cortege le plus digne d'un Prince; celui de ses vertus & de vos cœurs; un seul doute s'éleve parmi vous, c'est de sçavoir s'il peut vous aimer plus que vous ne le respectez; ce doute, la Reconnoissance le fait naître & prononce; vous convenez que tout votre respect doit se réunir sur un Prince qui vous honore tous de sa tendresse.

Un Prince, qui est revêtu de tant de droits, qui exerce avec tant de douceur les droits dont il est revêtu; faut-il s'étonner, MESSIEURS, que les Peuples se portent à lui avec tant de zèle & de tendresse, & que tout le monde s'intéresse pour son sort, qui devient en quelque façon l'intérêt de tout le monde. Sa Maladie a porté l'inquiétude dans le sein de toutes les familles, sa Convalescence y a fait rentrer la Joye; cette Joye est partout la même, malgré la différence des conditions; chacun de nous la reçoit toute entiere; dans chacun elle est supérieure à tout; trop vive pour souffrir un délai; trop étendue pour respecter des bornes, & sa loi est de ne se renfermer dans aucune.

Quel spectacle, MESSIEURS, que celui qui excita derniérement la curiosité de cette Capitale, & la remplit! il sort encore des étincelles de ces feux brillants, * qui, allumés sur les bords de la Seine, semblerent reproduire le jour au milieu de la nuit, & racheter par des soleils sans nombre l'absence de celui qui éclaire le monde. Fête pompeuse, vraiment Royale, préparée par le Prince le plus généreux, pour le meilleur des Princes, digne de tous les deux. L'Amour, dirigé par le Génie, en avoit tracé le plan; l'Elegance ennoblie par la dignité, en avoit ordonné l'appareil; une noble profusion en fit le spectacle le plus auguste; une politesse complaisante le

* Fête magnifique donnée dans les Jardins de Saint Clou pour la Convalescence de Monseigneur le Dauphin.

rendit le plus facile; la sureté y régna, ce fut l'ouvrage d'une sagesse attentive à prévoir les accidens, jusqu'à en épargner la crainte; la Campagne ne souffrit point, ce fut l'effet d'une générosité prompte à réparer les dommages, * jusqu'à en prévenir le soupçon; l'Humanité & la Magnificence se joignirent ensemble pour en augmenter la célébrité; la Reconnoissance & la Joye s'unirent pour en goûter la douceur; l'Admiration & l'Amour conspirent pour en éterniser le souvenir.

Après la pompe & la grandeur de ce spectacle, nous sentons encore plus combien celui que nous préparons est foible & peu digne d'amuser vos regards; nous le préparons cependant; tout le monde a droit de témoigner sa joye particuliere, dans les évenemens qui font le bonheur de tout le monde; & la difficulté de la retenir, ou de l'exprimer toute entiere, authorise la liberté de la produire. Mais celle qu'inspire à cette Maison la Convalescence de son Protecteur, doit être d'autant plus sensible, que l'affliction dont elle a été pénétrée, au recit de sa Maladie, a été, si non plus grande que celle des autres, du moins la plus grande qui ait pu être ressentie. Je compterai ce jour parmi les plus heureux de ma vie, si ce Discours entrepris & traité en si peu de temps, vous paroît mériter d'avoir quelque place dans cette Fête; s'il trouve dans vous l'intérêt tendre qui me l'a dicté; si le recit en parvient avec succès jusqu'au Prince, dont le nom prononcé si souvent vous a disposés en ma faveur; enfin, si son jugement, si votre suffrage, MESSIEURS, lui donnent un mérite qu'il n'a pû recevoir de moi.

Grand Prince, je l'ai commencé par vous, c'est par vous

* Monseigneur le Duc d'Orleans craignant que la foule des Spectateurs ne causât du tort aux vignes du Canton, fit compter avant la Fête aux Possesseurs de ces vignes, une somme d'argent bien supérieure au dommage qu'ils pouvoient craindre.

qu'il finit ce Discours, où j'ai tâché de peindre toute la vivacité de la tristesse publique, & celle de la joye qui l'a suivie. Objet de l'une & de l'autre, vous y trouvez ce qui doit le plus flatter un bon Prince, l'expression de l'amour du Peuple dans qui la crainte de vos maux éteint le sentiment de sa félicité, à qui votre félicité fait oublier ses maux. Votre présence a rempli de joye cette Ville que vos langueurs avoient plongée dans la tristesse; vos dons ont orné les Autels, chargés de nos vœux; nous vous avons vû rendre à Dieu des Actions de Graces pour votre Guérison; mais pendant votre Maladie nous avions passé plus d'une nuit, plusieurs jours dans ces mêmes Temples; ils retentissent aujourd'hui des chants de notre allégresse, combien de fois n'avoient-ils pas retenti des cris de notre douleur! La Famille Royale retrouve dans vous sa gloire; la Nation voit renaître ses espérances. Vous les avez remplies jusqu'à ce jour; ressemblez-vous toujours à vous-même, elles seront surpassées : nous comptons les droits que nous avons sur votre amour, par les devoirs que le notre s'est imposés; votre cœur est notre garant; vous vous appliquerez à rendre heureux votre Peuple, il ne veut l'être que pour vous, il ne peut l'être sans que vous le soyez; & son bonheur le plus doux est dans le sentiment de celui dont vous jouissez.

FIN.

ERRATA.

Dans l'Epître Latine page 2, ligne 3, disciplebit, *lisez* displicebit.

Discours Latin page 19, ligne premiere, felicitatem, *lisez* facilitatem.

APPROBATION.

J'AI lû par ordre de Monſeigneur le Chancelier un Manuſcrit intitulé, *Traduction du Diſcours Latin du R. P.* GEOFFROY, *ſur la Convaleſcence de Monſeigneur le Dauphin*, qui m'a paru digne de voir le jour. A Paris ce 14 Octobre 1752.

JAULT.

www.ingramcontent.com/pod-product-compliance
Lightning Source LLC
Chambersburg PA
CBHW070747210326
41520CB00016B/4618

* 9 7 8 2 0 1 3 0 0 6 9 1 0 *